Sachdev Yadav
Kanishka Neyana
Shalvi Supriya

Auto-medicação e práticas de armazenamento de medicamentos

Sachdev Yadav
Kanishka Neyana
Shalvi Supriya

Auto-medicação e práticas de armazenamento de medicamentos

Estudo transversal

ScienciaScripts

Imprint

Cover image: www.ingimage.com

This book is a translation from the original published under ISBN 978-620-0-28618-5.

Publisher:
Sciencia Scripts
is a trademark of
Dodo Books Indian Ocean Ltd. and OmniScriptum S.R.L publishing group

120 High Road, East Finchley, London, N2 9ED, United Kingdom
Str. Armeneasca 28/1, office 1, Chisinau MD-2012, Republic of Moldova, Europe
Managing Directors: Ieva Konstantinova, Victoria Ursu
info@omniscriptum.com

Printed at: see last page
ISBN: 978-620-8-56432-2

Conteúdo

Dr. Sachdev Yadav

Sra. Kanishka

Sra. Neyana Sahu

Shalvi Srivastava

Sra. Supriya

CAPÍTULO 1

AUTOMEDICAÇÃO

INTRODUÇÃO

A automedicação (SM) é uma prática generalizada em todo o mundo, tanto nos países industrializados como nos países em desenvolvimento. A automedicação é a prática de tomar medicamentos por conta própria sem o aconselhamento de um médico para diagnóstico ou tratamento. A OMS define a prática da auto-medicação como a "utilização de medicamentos de venda livre para tratar sintomas ou perturbações auto-diagnosticados ou para a continuação e reutilização de medicamentos prescritos para doenças recorrentes". A elevada prevalência e a facilidade de disponibilidade de medicamentos de venda livre favoreceram o consumo tanto de medicamentos prescritos como de automedicação entre os mais necessitados. Tomar medicamentos sem receita médica, utilizar uma receita anterior para uma doença recorrente ou utilizar medicamentos facilmente disponíveis em casa sem a recomendação de um médico são exemplos de automedicação.[1]

As consequências da automedicação podem ser fatais e podem conduzir a problemas multifacetados, como reacções adversas e interações medicamentosas, um desperdício de recursos e, nos piores casos, podem mesmo ser tóxicas para a pessoa. Os sistemas de inteligência artificial podem monitorizar a autoadministração de medicamentos e detetar erros em tempo real, reduzindo assim a probabilidade de utilização incorrecta de dispositivos como canetas de insulina e inaladores.

Os principais factores que promovem a automedicação são a doença prévia, a falta de conhecimento sobre as doenças, as dificuldades financeiras e o fácil acesso aos medicamentos. De acordo com estudos anteriores publicados noutros países, a auto-medicação está a aumentar. A prevalência da SM, por exemplo, era de 88, 86,7, 52,7, 32,7 e 70,8% no Bangladesh,

Jordânia, Egito e Etiópia, respetivamente. Na Arábia Saudita, alguns estudos que relatam a incidência da MS entre estudantes universitários revelaram percentagens de prevalência elevadas de 98,7, 86,6%, 81, 69, 64,8 e 19,61%, dois destes estudos foram efectuados na Universidade de Qassim. Os estudantes de farmácia e de medicina são melhores do que quaisquer outros profissionais da área médica, porque estão bem informados sobre todos os pormenores relativos aos medicamentos e às várias doenças, têm bons conhecimentos e práticas adequadas em matéria de condições de armazenamento dos medicamentos e de práticas de automedicação. O papel e a responsabilidade dos farmacêuticos e dos médicos não podem ser negados no que respeita à defesa e às recomendações sobre a utilização eficaz e segura dos medicamentos.

CAUSAS DA AUTOMEDICAÇÃO

COMODIDADE E ACESSIBILIDADE

- **Medicamentos de venda livre:** Muitos medicamentos estão disponíveis sem receita médica, sobretudo para doenças ligeiras como dores de cabeça, constipações ou problemas digestivos.
- **Facilidade de compra:** As drogarias, as farmácias e até a Internet facilitam a aquisição de medicamentos, muitas vezes sem uma consulta médica.

ECONOMIA

- **Prevenir as despesas médicas**: Obter cuidados médicos pode ser dispendioso, sobretudo para quem não tem seguro ou vive em zonas com despesas de saúde elevadas. A auto-medicação pode parecer uma opção menos dispendiosa.
- **Custos de tempo e de transporte:** A automedicação pode ajudar a evitar o tempo de ausência do trabalho ou das obrigações quotidianas e, ocasionalmente, o custo de transporte que implica a consulta de um profissional de saúde.[2]

FALTA DE ACESSO AOS CUIDADOS DE SAÚDE

- **Barreiras geográficas:** Pode ser difícil chegar a médicos especialistas em locais isolados ou rurais devido à distância das instalações médicas.
- **Falta de profissionais de saúde:** As pessoas podem recorrer à automedicação em certos locais devido à falta de médicos ou clínicas, o que as impede de obter cuidados médicos imediatos.

CONHECIMENTOS OU EXPERIÊNCIA ANTERIORES

- **Experiências com doenças semelhantes no passado:** As pessoas que já lidaram anteriormente com sintomas ou doenças semelhantes podem sentir-se confortáveis a utilizar os mesmos medicamentos para se tratarem.

Auto-diagnóstico: Os indivíduos podem utilizar os seus conhecimentos ou os recursos da Internet para identificar e gerir doenças comuns, o que pode resultar na toma de medicamentos que acreditam ser adequados para os seus sintomas.

ASPECTOS CULTURAIS

- **Aceitação cultural:** As pessoas estão mais inclinadas a tratar doenças menores em casa sem procurar cuidados profissionais em algumas culturas onde a automedicação é aceite.
- **Medicina tradicional:** Como uma espécie de auto-medicação, as pessoas em muitas culturas podem utilizar tratamentos à base de plantas, medicamentos tradicionais ou terapias alternativas.

FACTORES RELACIONADOS COM A PSICOLOGIA

- **Desejo de alívio imediato:** Quando as pessoas pensam que a procura de cuidados especializados vai demorar demasiado tempo e querem ver-se livres dos sintomas imediatamente, podem recorrer à auto-medicação.
- **Perceção da gravidade da doença:** A automedicação pode resultar do facto de as pessoas acreditarem que os seus sintomas são ligeiros ou não são suficientemente graves para consultar um médico.
- **Falta de confiança nos médicos especialistas:** Algumas pessoas podem não ter confiança nos profissionais médicos ou nos sistemas de saúde devido a más experiências no passado ou a factores culturais, o que as leva a optar pelo autotratamento[3].

O IMPACTO DA PUBLICIDADE E DOS MEIOS DE COMUNICAÇÃO SOCIAL

- **Anúncios de venda livre:** Os meios de comunicação impressos, em linha e televisivos anunciam frequentemente medicamentos para doenças menores, exortando as pessoas a cuidarem de si próprias.

- **Influência dos pares:** Em vez de procurar orientação especializada, as pessoas podem automedicar-se com base em recomendações de amigos, familiares ou redes sociais.

DOENÇAS CRÓNICAS E UTILIZAÇÃO PROLONGADA

- **Gestão de doenças crónicas:** Com base na experiência anterior com o seu plano de tratamento, as pessoas com doenças crónicas (como a diabetes ou a hipertensão) podem automedicar-se quando acreditam que sabem como controlar corretamente a sua doença.
- **Dependência de medicamentos:** Algumas pessoas podem desenvolver uma dependência de produtos farmacêuticos sujeitos a receita médica ou de venda livre, o que pode resultar numa automedicação excessiva ou incorrecta.

PERCEPÇÃO DA EFICÁCIA E CONFIANÇA NA MEDICAÇÃO

- **Resultados anteriores positivos:** As pessoas que consumiram drogas no passado e as consideraram benéficas podem sentir-se mais à vontade para as consumir novamente.
- **Excesso de confiança:** Devido à sua utilização generalizada ou à disponibilidade sem receita médica, as pessoas assumem ocasionalmente que os medicamentos ou terapias de venda livre são seguros.[4]

MEDO DO ESTIGMA OU DO EMBARAÇO DO JULGAMENTO

- **Estigmatização/vergonha:** As pessoas podem automedicar-se em vez de procurar assistência médica para problemas como perturbações de saúde mental ou DSTs que acreditam ser estigmatizadas.
- **Evitar tempos de espera prolongados:** Em certos sistemas de saúde, os

doentes podem deparar-se com longos períodos de espera para as consultas, o que pode causar incómodo e levá-los a recorrer à automedicação como solução a curto prazo.

AUSÊNCIA DE CONHECIMENTO OU DE CONSCIÊNCIA

- **Conhecimento limitado dos riscos:** Muitas pessoas podem não estar completamente conscientes dos perigos da automedicação, tais como possíveis interações medicamentosas, efeitos adversos ou abuso.
- **Informação insuficiente:** As pessoas podem não estar conscientes dos possíveis perigos ou dificuldades que podem ocorrer devido à utilização incorrecta de medicamentos de venda livre ou sujeitos a receita médica.

DADOS DAS REDES SOCIAIS E DA INTERNET

- **Redes sociais e fóruns em linha:** Uma vez que os consumidores confiam em sugestões ou experiências partilhadas sem procurarem aconselhamento especializado, os conselhos das plataformas das redes sociais e dos fóruns em linha levam frequentemente as pessoas a automedicarem-se.
- **Aplicações para a saúde:** A automedicação sem aconselhamento especializado também pode ser incentivada pela proliferação de aplicações e sítios Web relacionados com a saúde que recomendam medicamentos ou terapias.

PRESSÃO SOCIAL E PRESSÃO DOS PARES

- Os amigos ou colegas de trabalho que sugerem determinados medicamentos ou terapias de venda livre com base nas suas próprias experiências podem levar as pessoas a automedicarem-se.
- Os fóruns em linha e as redes sociais podem também desempenhar um papel neste contexto, promovendo o consumo de determinados

medicamentos ou divulgando conselhos.

FÉ INSUFICIENTE NOS SISTEMAS MÉDICOS

- Devido a más experiências no passado, a opiniões sobre a qualidade dos cuidados de saúde ou ao descontentamento com o sistema de saúde, algumas pessoas podem desconfiar dos profissionais de saúde. Em vez de procurar ajuda profissional, muitas pessoas optam por se automedicar devido a esta falta de confiança.

O CARÁCTER PRÁTICO DAS FARMÁCIAS NA INTERNET

- Atualmente, as pessoas podem obter facilmente medicamentos sujeitos a receita médica sem sair de casa, graças ao número crescente de farmácias e serviços de entrega em linha. As pessoas podem optar por se automedicar devido à facilidade de entrega discreta e rápida de medicamentos, especialmente para problemas médicos menores ou recorrentes.

QUESTÕES/PREOCUPAÇÕES

DIAGNÓSTICO INCORRECTO DE DOENÇAS MÉDICAS

As pessoas que se automedicam diagnosticam frequentemente os seus próprios problemas sem as competências médicas necessárias, o que pode resultar numa terapia inadequada. Este diagnóstico incorreto pode levar a um agravamento das consequências para a saúde, ao adiamento da terapia necessária e ao tratamento da doença incorrecta.

A POSSIBILIDADE DE INTERACÇÕES MEDICAMENTOSAS

As pessoas que tomam vários medicamentos (sujeitos a receita médica, de venda livre e suplementos) podem, inadvertidamente, misturar compostos que interagem de forma adversa, resultando em efeitos secundários ou numa diminuição da eficácia dos medicamentos.

USO INDEVIDO OU EXCESSIVO DE MEDICAMENTOS

Os medicamentos, em especial os analgésicos, os antibióticos e outros fármacos frequentemente auto-prescritos, podem ser utilizados de forma abusiva ou excessiva pelas pessoas. Sobretudo no caso dos medicamentos que necessitam de uma dosagem ou de um controlo precisos, isto pode resultar em dependência, tolerância ou resistência (como a resistência aos antibióticos).[5]

REACÇÕES ADVERSAS E EFEITOS SECUNDÁRIOS

Sem a supervisão de um especialista, as pessoas podem sofrer efeitos secundários negativos dos medicamentos que podem não saber que são perigosos. Reacções alérgicas, lesões orgânicas e mesmo situações potencialmente fatais, como a toxicidade induzida por medicamentos, são exemplos de reacções graves.

MAIOR PROBABILIDADE DE DEPENDÊNCIA

Algumas drogas podem causar dependência, especialmente as que se destinam a tratar a ansiedade, as dificuldades de sono ou a dor. A automedicação pode resultar em vício ou dependência, o que pode levar a perturbações de abuso de drogas ou a problemas de saúde a longo prazo.

ADIAMENTO DOS CUIDADOS PROFISSIONAIS

A automedicação pode adiar a obtenção de ajuda médica, nomeadamente no caso de doenças graves. O mascaramento temporário dos sintomas pode levar as pessoas a subestimar a gravidade do seu estado, o que pode ter um impacto negativo a longo prazo na sua saúde.[6]

UTILIZAÇÃO INADEQUADA DE MEDICAMENTOS DE VENDA LIVRE

Sem conhecer as dosagens corretas ou os possíveis efeitos adversos, as pessoas podem abusar dos medicamentos de venda livre, o que pode resultar em problemas de saúde. Por exemplo, a utilização excessiva de analgésicos de venda livre pode prejudicar o fígado ou os rins.

RESISTÊNCIA AOS ANTIBIÓTICOS

A resistência aos antibióticos, em que as bactérias desenvolvem resistência aos antibióticos administrados por rotina, torna as doenças mais difíceis de tratar e aumenta o risco de problemas de saúde graves. A utilização excessiva ou inadequada de medicamentos na automedicação é um dos factores que contribuem para a resistência aos antibióticos.

DEPENDÊNCIA DA MENTE

Os medicamentos auto-prescritos podem causar dependência psicológica em certas pessoas, sobretudo quando são utilizados para tratar o stress, a ansiedade ou a insónia. Em vez de tratar os problemas subjacentes, isto pode resultar numa dependência crónica de medicamentos para alívio psicológico ou emocional.

CONSELHOS ESPECIAIS INSUFICIENTES SOBRE INTERAÇÕES MEDICAMENTOSAS A automedicação ocorre frequentemente sem a assistência de um profissional, pelo que as pessoas podem não estar conscientes de quaisquer interações potencialmente perigosas entre os novos produtos farmacêuticos, vitaminas ou suplementos de venda livre e os seus medicamentos existentes, prescritos ou não.

A DEGRADAÇÃO DO SISTEMA DE SAÚDE

Ao diminuir a necessidade de consultas a especialistas, a automedicação generalizada pode levar a ineficiências no sistema de saúde. Isto pode levar a um atraso na adoção de iniciativas de saúde pública ou a uma falta de conhecimento sobre problemas de saúde comuns.[7]

DOENÇAS CRÓNICAS NÃO TRATADAS ADEQUADAMENTE

Sem acompanhamento adequado ou aconselhamento especializado, as pessoas com doenças crónicas (como a diabetes ou a hipertensão) podem tentar automedicar-se para tratar os seus sintomas. Isto pode resultar em problemas, má gestão e riscos para a saúde a longo prazo.

AUSÊNCIA DE CONHECIMENTOS SOBRE O CONSUMO CORRECTO DE DROGAS

Muitas vezes, as pessoas não sabem o suficiente sobre como tomar medicamentos corretamente, incluindo a dosagem certa, a frequência e a duração do tratamento. Sem supervisão, pode haver abuso ou efeitos potencialmente prejudiciais para a saúde.

COMPRA DE MEDICAMENTOS ILEGAIS

As pessoas podem ser expostas a medicamentos falsos ou de qualidade inferior, que podem ser inúteis ou mesmo perigosos, devido à acessibilidade da compra de medicamentos, nomeadamente em linha, sem receita médica ou quaisquer restrições.

COMPROMETIMENTO DO SISTEMA IMUNITÁRIO OU DO ESTADO DE SAÚDE

A automedicação, especialmente quando envolve a supressão de sintomas ou a utilização de tratamentos inadequados que não abordam a causa subjacente de uma doença, pode ocasionalmente prejudicar a resposta imunológica do organismo ou impedir o processo natural de cura.

AUTOCUIDADO PARA PROBLEMAS DE SAÚDE MENTAL

Os indivíduos podem consumir drogas ilegais, álcool ou medicamentos de venda livre para se automedicarem para problemas de saúde mental (como a ansiedade ou a depressão). Este facto pode agravar os problemas de saúde mental ao longo do tempo e adiar a intervenção terapêutica necessária[8].

UMA MAIOR EXIGÊNCIA DOS SISTEMAS MÉDICOS

A automedicação pode sobrecarregar os sistemas de saúde se resultar em problemas ou numa exacerbação dos problemas de saúde, uma vez que exige tratamentos mais extensos ou cuidados de emergência que poderiam ter sido evitados com o envolvimento precoce de especialistas.

AUTO-MEDICAÇÃO DE CRIANÇAS E ADOLESCENTES

Sem consultar um pediatra, os pais ou outros prestadores de cuidados podem auto-medicar os seus filhos para doenças menores, o que pode ter um impacto negativo no crescimento, desenvolvimento ou saúde geral da criança, especialmente se os medicamentos não forem adequados à idade.

TRATAMENTO DE ACOMPANHAMENTO INADEQUADO

A automedicação carece frequentemente de tratamento de acompanhamento, que é necessário para registar os efeitos adversos ou a evolução. Os problemas médicos em curso podem não ser adequadamente tratados ou identificados precocemente sem exames de rotina, o que pode resultar em complicações.

IGNORAR AS MEDIDAS DE PREVENÇÃO DOS CUIDADOS DE SAÚDE

As pessoas que dependem da auto-medicação podem ignorar intervenções cruciais de cuidados de saúde preventivos (como imunizações e rastreios de rotina) que são necessárias para preservar a saúde a longo prazo e evitar doenças catastróficas.

POSSIBILIDADE DE ABUSO DE TRATAMENTOS ALTERNATIVOS E À BASE DE PLANTAS

Apesar de muitos tratamentos à base de plantas ou alternativos serem considerados seguros e naturais, podem, no entanto, ter efeitos negativos, interferir com medicamentos sujeitos a receita médica ou conter ingredientes perigosos, especialmente se forem utilizados sem a supervisão de um médico.[9]

INCAPAZ DE RECONHECER CONDIÇÕES MÉDICAS GRAVES

A automedicação pode levar os doentes a ignorar problemas de saúde graves incluindo infecções, cancro ou doenças cardíacas, que podem ter sintomas ligeiros no início, mas que devem ser diagnosticados e tratados de imediato. Este atraso pode diminuir as probabilidades de sobrevivência e tornar as doenças mais difíceis de curar.

FALSA SENSAÇÃO DE CONTROLO

Falsa sensação de controlo As pessoas que se automedicam podem sentir que têm controlo sobre a sua saúde. Isto pode dissuadir os indivíduos de obter aconselhamento médico especializado quando é realmente necessário, levando a riscos e dificuldades desnecessários.

TRATAMENTO INEFICAZ OU INADEQUADO

Tratamento ineficaz ou inadequado A automedicação leva frequentemente à utilização de medicamentos que podem não ser eficazes para a doença ou sintomas específicos, o que pode resultar em sofrimento desnecessário, doença prolongada ou agravamento da doença sem os cuidados adequados.

LIDAR COM REACÇÕES ALÉRGICAS POR CONTA PRÓPRIA

As pessoas que não têm conhecimentos suficientes sobre alergias podem tentar utilizar anti-histamínicos de venda livre ou outros medicamentos para tratar as reacções alérgicas por si próprias. Se não forem tratados, isto pode resultar numa má gestão, no agravamento das reacções ou em anafilaxia.

QUESTÕES ÉTICAS E JURÍDICAS

A automedicação implica, por vezes, a obtenção de medicamentos sujeitos a receita médica de forma ilegal, por exemplo, através de amigos ou de farmácias não licenciadas na Internet. Este facto levanta questões éticas sobre o abuso de medicamentos e pode ter repercussões legais.

RISCO ACRESCIDO PARA OS GRUPOS VULNERÁVEIS E IDOSOS

A automedicação, que pode ser mais arriscada devido às alterações do metabolismo relacionadas com a idade, à possibilidade de polifarmácia (tomar muitos medicamentos) e a uma menor capacidade de monitorizar os efeitos adversos, é mais comum entre os adultos mais velhos ou com múltiplas doenças crónicas

REDUÇÃO DA EFICÁCIA DOS TRATAMENTOS PROFISSIONAIS

A automedicação pode interferir com os tratamentos prescritos, quer mascarando sintomas que o profissional de saúde precisa de avaliar, quer provocando interações com os medicamentos prescritos, o que reduz a eficácia global dos cuidados profissionais.

TENDÊNCIA PARA CONFIAR EM SOLUÇÕES RÁPIDAS

As pessoas podem desenvolver o hábito de recorrer à automedicação para encontrar soluções rápidas, em vez de abordarem as causas subjacentes aos problemas de saúde (por exemplo, má alimentação, stress ou factores relacionados com o estilo de vida), o que pode levar a complicações de saúde a longo prazo e a doenças crónicas [10]

RESPONSABILIDADE JURÍDICA POR ERROS DE AUTOMEDICAÇÃO

Em determinadas situações, as pessoas podem ser legalmente responsabilizadas se a automedicação causar danos, especialmente se afetar terceiros (por exemplo, um pai que medica um filho ou um condutor com deficiência).

IMPLICAÇÕES DA AUTO-MEDICAÇÃO

DIAGNÓSTICO INCORRECTO

A automedicação leva muitas vezes a uma identificação incorrecta da doença, o que pode agravar o estado de saúde ou resultar no adiamento do tratamento de problemas de saúde graves.

ATRASO NOS CUIDADOS PROFISSIONAIS

O recurso à automedicação pode atrasar a procura de cuidados médicos adequados, permitindo que a doença progrida e se torne mais difícil de tratar.

RISCOS DE SOBREDOSAGEM

A toma de doses de medicamentos superiores às recomendadas pode levar à toxicidade, causando complicações de saúde graves ou mesmo resultados fatais.

PROBLEMAS DE SUBDOSAGEM

A utilização de doses insuficientes de medicamentos pode não tratar a doença, permitindo que esta persista ou se agrave com o tempo.

EFEITOS SECUNDÁRIOS ADVERSOS

Os medicamentos têm muitas vezes efeitos secundários que podem passar despercebidos sem uma orientação adequada, provocando danos em vez de cura.

INTERACÇÕES MEDICAMENTOSAS PERIGOSAS

A combinação de medicamentos sem compreender as suas interações pode causar complicações potencialmente fatais.

RESISTÊNCIA AOS ANTIBIÓTICOS

A utilização abusiva de antibióticos contribui para o problema global da resistência aos antibióticos, tornando as futuras infecções mais difíceis de tratar[11].

MASCARAR PROBLEMAS SUBJACENTES

A SM pode suprimir os sintomas, escondendo doenças graves que requerem intervenção médica.

VÍCIO E DEPENDÊNCIA

O uso repetido de certos medicamentos, como analgésicos ou sedativos, sem supervisão pode levar ao vício ou à dependência.

REACÇÕES ALÉRGICAS

A SM aumenta o risco de reacções alérgicas graves devido à falta de conhecimento dos ingredientes dos medicamentos.

UTILIZAÇÃO DE MEDICAMENTOS INCORRECTOS

Tomar a medicação errada para uma doença pode agravar os problemas de saúde ou causar efeitos secundários desnecessários.

DANOS AOS ÓRGÃOS

O uso indevido e prolongado de medicamentos pode danificar órgãos vitais como o fígado, os rins ou o coração, conduzindo a problemas de saúde a longo prazo.

DESPERDÍCIO FINANCEIRO

Gastar dinheiro em medicamentos inadequados ou ineficazes resulta em perdas financeiras desnecessárias.

EFICÁCIA COMPROMETIDA

Os medicamentos tomados em condições impróprias, como com os alimentos errados ou na altura errada, podem não funcionar eficazmente.

MÁ GESTÃO CRÓNICA

O auto-tratamento de doenças crónicas, como a diabetes ou a hipertensão, sem a intervenção de um especialista, pode levar a uma progressão descontrolada da doença.[12]

IMPACTO NA SAÚDE MENTAL

O consumo abusivo de drogas psicoactivas pode agravar os problemas de saúde mental ou criar novos problemas psicológicos.

FALSA CONFIANÇA

O sucesso em casos ligeiros pode criar um excesso de confiança na automedicação, aumentando o risco em doenças graves.

COMBINAÇÕES IRRACIONAIS

A utilização de vários medicamentos sem compreender os seus mecanismos pode levar a resultados irracionais e prejudiciais.

DESENVOLVIMENTO DA TOLERÂNCIA

A utilização excessiva de certos medicamentos pode reduzir a sua eficácia, exigindo doses mais elevadas para obter o mesmo efeito.

RISCOS DE ENVENENAMENTO

A ingestão de medicamentos fora de prazo ou contrafeitos por falta de conhecimento pode resultar em envenenamento.

NEGLIGENCIAR MUDANÇAS NO ESTILO DE VIDA

A automedicação pode centrar-se apenas nos sintomas, ignorando as causas profundas, como a alimentação, o stress ou o exercício físico.

ACONSELHAMENTO ENGANOSO EM LINHA

Confiar em fontes não verificadas para orientação sobre SM pode levar a desinformação e danos.

REACÇÕES NÃO MONITORIZADAS

A falta de acompanhamento profissional não permite identificar ou resolver reacções medicamentosas inesperadas.

RISCOS PARA CRIANÇAS E IDOSOS

A SM para grupos vulneráveis, como as crianças ou os idosos, aumenta o risco de danos graves devido à sua fisiologia sensível.

UTILIZAÇÃO EXCESSIVA DE MEDICAMENTOS DE VENDA LIVRE

Os medicamentos OTC podem ser utilizados de forma abusiva, conduzindo a uma utilização abusiva crónica e a problemas de saúde associados.

APLICAÇÃO INCORRECTA

A utilização incorrecta de medicação tópica, como cremes ou pomadas, pode agravar condições como infecções ou feridas.

RISCOS DE GRAVIDEZ

A SM durante a gravidez pode prejudicar tanto a mãe como o feto em desenvolvimento devido à segurança desconhecida do medicamento.

DOR MAL DIAGNOSTICADA

Tratar a dor com analgésicos sem identificar a causa de base pode mascarar doenças graves, como o cancro ou lesões internas.

MEDICAÇÃO DESNECESSÁRIA

A utilização de medicamentos para doenças que não requerem tratamento, como as infecções virais, pode levar a encargos desnecessários para a saúde.

RISCOS PARA A SAÚDE DA COMUNIDADE

As práticas generalizadas de SM contribuem para problemas de saúde pública como as infecções resistentes aos medicamentos e para uma menor confiança nos cuidados de saúde.

CAPÍTULO 2

ARMAZENAMENTO DE MEDICAMENTOS

INTRODUÇÃO

Para manter a segurança, a eficácia e a qualidade dos produtos farmacêuticos ao longo do seu prazo de validade, o armazenamento correto dos medicamentos é uma componente essencial da gestão farmacêutica. A estabilidade e a eficácia dos medicamentos podem ser afectadas por uma série de condições ambientais, como a temperatura, a humidade, a luz e o ar. Para preservar as vantagens terapêuticas pretendidas e proteger os doentes de potenciais danos, os medicamentos têm de ser mantidos nas condições corretas.([13]) Para preservar a qualidade, a potência e a segurança dos produtos farmacêuticos até à sua utilização prevista ou até ao termo do seu prazo de validade, o armazenamento de medicamentos é o processo metódico de os manter em ambientes aprovados e regulamentados. Inclui o posicionamento, a observação e a defesa dos produtos farmacêuticos contra elementos ambientais que possam deteriorar os componentes activos ou alterar a sua eficácia, como a temperatura, a luz, a humidade e a exposição ao ar.

A Food and Drug Administration (FDA), a Organização Mundial de Saúde (OMS) e outras organizações regionais de saúde estabeleceram regulamentos específicos que regem os métodos de armazenamento de medicamentos. Para manter a estabilidade e a eficácia de diferentes tipos de produtos farmacêuticos, estas recomendações oferecem requisitos de armazenamento abrangentes. Ao garantir que os medicamentos permanecem estáveis e mantêm as suas qualidades terapêuticas, o armazenamento eficaz de medicamentos ajuda a evitar problemas de saúde, como a diminuição da eficácia ou a toxicidade que advêm de um armazenamento inadequado. Implica também o cumprimento dos requisitos legais e regulamentares estabelecidos pelas autoridades de saúde, como a Food and Drug Administration (FDA) e a Organização Mundial de Saúde (OMS), que abordam questões como a rotulagem adequada, a separação de substâncias controladas ou perigosas e o manuseamento seguro para evitar a utilização incorrecta ou a ingestão não intencional.[15]

Os procedimentos de armazenamento de medicamentos são adaptados a vários contextos, desde os grandes armazéns farmacêuticos e instalações médicas até ao armazenamento em casa do doente, para além das recomendações técnicas. Para garantir que os medicamentos são acessíveis, seguros de utilizar e adequados ao fim a que se destinam, devem ser tomadas precauções específicas em cada contexto.[16]

Os medicamentos podem ser agrupados de acordo com as suas necessidades de armazenamento, que consistem frequentemente no seguinte: [14]

* **Controlo da temperatura**

Um dos aspectos mais importantes da conservação dos medicamentos é a temperatura. Normalmente, os rótulos dos medicamentos especificam a temperatura ideal de armazenamento: 59°F a 77°F, ou 15°C a 25°C, é a temperatura ambiente e é típica para muitos comprimidos orais, cápsulas e xaropes. Refrigeração (2°C a 8°C ou 35°F a 46°F): Necessário para insulina, vacinas e certos antibióticos. Congelação (-20°C ou menos): Alguns medicamentos, incluindo alguns produtos biológicos, devem ser mantidos congelados.

* **Proteção contra a luz e a humidade**

Uma vez que muitos medicamentos se deterioram na presença de luz ou humidade, é crucial mantê-los em recipientes herméticos ou frascos de cor âmbar para proteção. Estas salvaguardas mantêm a integridade do medicamento e impedem a deterioração química.

* **Controlo da humidade**

Demasiada humidade pode danificar os medicamentos, especialmente os pós e os comprimidos efervescentes. Para evitar a degradação, os medicamentos devem ser mantidos em condições secas com níveis de humidade controlados.

* **Armazenamento seguro**

Para evitar o acesso indesejado ou o consumo não intencional, os medicamentos devem ser guardados em locais seguros e específicos. Por exemplo, são necessários armários seguros para os medicamentos regulamentados, a fim de garantir o cumprimento dos requisitos de segurança e regulamentares.

* **Controlo da rotulagem e do prazo de validade**

Uma rotulagem exacta garante uma utilização correta dos medicamentos e evita confusões. Uma vez que os medicamentos fora de prazo podem perder a sua eficácia ou tornar-se perigosos, é essencial verificar regularmente as datas de validade.

* **Segregação de medicamentos específicos**

Para evitar a contaminação e garantir o cumprimento das normas de segurança, os medicamentos perigosos, as substâncias regulamentadas e os artigos sensíveis à temperatura devem ser mantidos separados.

Os sistemas de armazenamento avançados, como armários com temperatura controlada e unidades de distribuição automatizadas, são frequentemente utilizados em ambientes de cuidados de saúde, como hospitais e farmácias. Estes dispositivos reduzem o erro humano e monitorizam as condições de armazenamento. Os doentes são encorajados a armazenar os seus medicamentos em casa de acordo com as instruções dos rótulos, que incluem mantê-los fora do alcance das crianças e num local frio e seco. Os bons procedimentos de armazenamento de medicamentos são cruciais tanto para a proteção da saúde pública como para a preservação da qualidade dos produtos farmacêuticos. Os profissionais de saúde, as farmácias e os doentes podem garantir a utilização segura dos medicamentos e reduzir os perigos associados a um armazenamento inadequado, seguindo as diretrizes sugeridas.

IMPORTÂNCIA DA CONSERVAÇÃO DOS MEDICAMENTOS

Um componente essencial da gestão farmacêutica que garante a segurança, a eficácia e o calibre dos medicamentos é o armazenamento adequado dos medicamentos. A importância do armazenamento correto dos medicamentos é realçada pelos seguintes pontos:

Preserva a eficácia do medicamento

Ao impedir a deterioração dos componentes activos, o armazenamento adequado garante que os medicamentos continuam a proporcionar os efeitos terapêuticos para os quais foram concebidos. Por exemplo, a exposição a temperaturas elevadas pode alterar a composição química de alguns medicamentos.

Mantém a segurança

Os medicamentos que são conservados incorretamente correm o risco de se tornarem venenosos ou perigosos. Os medicamentos degradados, por exemplo, podem provocar efeitos secundários negativos ou tratar infecções de forma ineficaz, pondo em risco a segurança dos doentes.

- **Aumenta o prazo de validade**

Os medicamentos podem durar mais tempo até ao fim do prazo de validade se forem seguidas as diretrizes de armazenamento sugeridas, o que também reduz o desperdício desnecessário ao abrandar a deterioração química e física.

O armazenamento seguro evita a contaminação

O armazenamento seguro mantém os medicamentos afastados do pó, germes e outros materiais estranhos, especialmente os medicamentos esterilizados ou injectáveis, cuja contaminação pode ser fatal.

Evita a perda de potência

Os elementos ambientais que degradam os medicamentos incluem a humidade excessiva e as flutuações de temperatura. A insulina e as vacinas, por exemplo, perdem a sua potência se não forem armazenadas num ambiente fresco.

- Incentiva uma administração adequada

Os estados físicos dos medicamentos são afectados pelas condições de armazenamento. O armazenamento inadequado pode fazer com que os comprimidos se partam, os xaropes engrossem e os injectáveis cristalizem, tornando-os perigosos ou difíceis de utilizar.

Conformidade regulamentar

O cumprimento dos regulamentos de armazenamento estabelecidos por agências como a FDA, a OMS ou organismos reguladores regionais garante o cumprimento da lei, reduz as responsabilidades e promove a saúde pública.

— Minimiza os erros de medicação

O armazenamento de medicamentos corretamente rotulado e organizado reduz a possibilidade de serem cometidos erros ao distribuir ou administrar dosagens erradas, medicamentos ou receitas expiradas.

Λ Salvaguarda de substâncias controladas

As drogas de fácil abuso, como os sedativos ou opiáceos, devem ser guardadas em armários ou cofres seguros.

— Minimiza as perdas financeiras

O armazenamento adequado evita que os produtos farmacêuticos se estraguem, o que reduz a necessidade de substituir medicamentos deteriorados ou danificados, poupando dinheiro aos doentes, farmácias e instituições de cuidados de saúde.

— Promove a preparação para situações de emergência

Manter um fornecimento suficiente dos medicamentos necessários em perfeitas condições garante a preparação para crises como catástrofes naturais ou emergências de saúde pública.

i **Preserva as drogas sensíveis**

Certos medicamentos, como vacinas e produtos biológicos, precisam de ser mantidos dentro de intervalos de temperatura específicos para serem estáveis. Para evitar que se deteriorem enquanto são armazenados e transportados, as soluções de gestão da cadeia de frio são essenciais.

— Evita danos causados pela humidade

As caraterísticas químicas e físicas dos medicamentos podem ser alteradas pela humidade. Por exemplo, os pós podem aglomerar-se ou os comprimidos efervescentes podem dissolver-se demasiado depressa, tornando-os impróprios para utilização.

— Evita a degradação induzida pela luz

Muitos medicamentos, como alguns antibióticos e soluções vitamínicas, são sensíveis à luz e precisam de ser mantidos em recipientes de cor âmbar para os proteger da radiação UV prejudicial.

— Aumenta a eficiência clínica

É Os doentes dependem dos seus medicamentos sujeitos a receita médica para funcionarem como pretendido. A prestação eficaz de cuidados de saúde é diretamente apoiada pelo armazenamento adequado, que garante que os medicamentos produzem os resultados desejados.

FACTORES QUE AFECTAM A CONSERVAÇÃO DOS MEDICAMENTOS

O armazenamento de medicamentos é influenciado por diversas variáveis logísticas, físicas e ambientais. Estes elementos são essenciais para preservar a estabilidade, a eficácia e a segurança dos produtos farmacêuticos durante o seu prazo de validade. Os principais elementos que influenciam o armazenamento de medicamentos são;

1. **TEMPERATURA**

Uma das variáveis mais importantes que afectam a forma como os medicamentos são armazenados é a temperatura. Muitos medicamentos são susceptíveis a alterações de temperatura, e níveis de temperatura inadequados podem resultar em:

Degradação de ingredientes farmacêuticos activos (API): A eficácia de um medicamento pode ser diminuída pelo calor ou frio extremos.

Perda de estabilidade: Para preservar a sua eficácia, os medicamentos como as vacinas, a insulina e os produtos biológicos devem ser armazenados no frio (2°C a 8°C).

Danos irreversíveis: Alguns medicamentos podem tornar-se perigosos ou inúteis quando congelados. Por exemplo, as vacinas e outros medicamentos refrigerados perdem a sua eficácia se forem mantidos fora do intervalo recomendado.

2. **NÍVEL DE HUMIDADE**

A estabilidade dos medicamentos pode ser grandemente afetada pela humidade elevada, especialmente para medicamentos sólidos como comprimidos, cápsulas e pós. A exposição à humidade pode causar:

Aglomeração: A degradação das substâncias activas provocada pela absorção de água é conhecida como hidrólise. Nos pós, a aglomeração reduz a sua utilidade.

Crescimento microbiano: Os produtos que não estão adequadamente selados correm um maior risco de ficarem contaminados.

Métodos de controlo: São utilizados dessecantes na embalagem. Condições com humidade regulada para medicamentos sensíveis.

3. EXPOSIÇÃO À LUZ

Os medicamentos sensíveis à luz podem ser deteriorados pela exposição à luz, nomeadamente à radiação ultravioleta (UV). Os processos químicos que alteram a composição do medicamento e diminuem a sua eficácia fazem frequentemente parte desta deterioração.

Exemplos incluem: vitaminas e antibióticos como a doxiciclina, que são extremamente fotossensíveis. Os produtos químicos activos podem ficar descolorados ou decompor-se devido à exposição à luz.

Métodos de controlo: Acondicionar em recipientes opacos ou frascos de cor âmbar. Os medicamentos sensíveis à luz devem ser mantidos em locais escuros ou à sombra.

4. OXIGÉNIO E AR

A oxidação de medicamentos expostos ao oxigénio ou ao ar pode resultar numa diminuição da eficácia e na produção de subprodutos tóxicos.

Os exemplos incluem: Particularmente vulneráveis são as formulações líquidas, como xaropes e soluções injectáveis. Quando expostas ao ar, certas vitaminas, como a vitamina C, são susceptíveis de oxidação.

Métodos de controlo: Utilização de embalagens seladas a vácuo ou de recipientes herméticos, sendo adicionados antioxidantes como conservantes.

5. MATERIAIS PARA EMBALAGEM

A estabilidade dos medicamentos durante o armazenamento é grandemente afetada pelo tipo e calibre da embalagem. Factores a ter em conta:

Proteção contra factores ambientais: Uma embalagem adequada protege os medicamentos contra o ar, a luz e a humidade.

Interação de materiais: Alguns medicamentos podem causar contaminação ou deterioração quando entram em contacto com materiais de embalagem. Por exemplo, as embalagens blister de comprimidos oferecem proteção contra o ar e a humidade e os frascos de vidro âmbar protegem os líquidos da luz.

6. QUALIDADE DO AR E VENTILAÇÃO

A manutenção de um ambiente de armazenamento perfeito requer uma circulação de ar suficiente. Uma ventilação inadequada pode resultar em:

Acumulação de humidade, calor ou gases tóxicos: Maior probabilidade de contaminação, especialmente com produtos esterilizados.

Métodos de controlo: Utilizar espaços de armazenamento com ventilação suficiente.

Utilização de sistemas de filtragem de ar: Os sistemas de filtragem do ar devem ser utilizados para manter as coisas limpas e conservadas.

7. DATA DE EXPIRAÇÃO E PRAZO DE VALIDADE

Os medicamentos têm um prazo de validade limitado, após o qual é impossível garantir a sua segurança e eficácia. Este prazo pode ser encurtado por um armazenamento incorreto.

Métodos de controlo: Seguir as instruções do fabricante para armazenar os medicamentos. Para reduzir os resíduos, aplicar a abordagem "primeiro a expirar, primeiro a sair".

8. EQUIPAMENTO E INSTALAÇÕES DE ARMAZENAMENTO

A estabilidade dos medicamentos é diretamente afetada pelo padrão e manutenção das instalações de armazenamento. Por exemplo, os medicamentos que são sensíveis a alterações de temperatura podem ser prejudicados por congeladores com mau funcionamento. Os medicamentos podem ser expostos ao calor, à humidade ou a parasitas em armazéns mal conservados.

Métodos de controlo: Utilização de equipamento para medir a humidade e a temperatura. Deve ser feita uma manutenção de rotina dos aparelhos de armazenamento.

9. RISCOS DE CONTAMINAÇÃO

Os medicamentos, especialmente os produtos esterilizados, como injecções ou gotas para os olhos, são susceptíveis de infeção quando mantidos em circunstâncias não higiénicas.

Exemplos disso são a infestação por fungos causada pela humidade excessiva e a contaminação por bactérias provenientes de espaços de armazenamento sujos.

Métodos de controlo: Manutenção das condições de higiene e limpeza nos espaços de armazenamento . Controlos de rotina para detetar crescimento microbiológico ou pragas.

10. DIFICULDADES LOGÍSTICAS

Os medicamentos são frequentemente sujeitos a uma variedade de factores ambientais durante o seu transporte. A qualidade dos medicamentos pode ser prejudicada por um manuseamento incorreto ou por interrupções na cadeia de frio.

Métodos de controlo: Utilização de transporte com temperatura controlada para produtos farmacêuticos sensíveis e dispositivos de monitorização com GPS para acompanhar as condições em tempo real.

TIPOS DE INSTALAÇÕES DE ARMAZENAMENTO DE MEDICAMENTOS

1. **Armazenamento no frigorífico**

Os produtos sensíveis à temperatura, como as vacinas, a insulina e alguns produtos biológicos, são conservados em frigoríficos e câmaras frigoríficas. Nestes estabelecimentos, deve ser instalado equipamento de controlo da temperatura.

2. **Armazenamento ambiente**

Os medicamentos devem ser mantidos à temperatura ambiente, normalmente entre 15°C e 25°C. Este grupo inclui a maioria das formas sólidas orais, incluindo comprimidos e cápsulas.

3. **Armazenamento em congeladores**

Os medicamentos que necessitam de condições de congelação, como certos medicamentos biológicos e algumas vacinas, são mantidos em congeladores.

4. **Armazenagem no armazém**

Os fabricantes e distribuidores utilizam grandes instalações de armazenamento. Estes armazéns dispõem frequentemente de espaços adaptados a diferentes cenários de armazenamento.

5. **Armazenamento de produtos farmacêuticos**

As farmácias armazenam os produtos farmacêuticos de acordo com as regras, utilizando prateleiras especializadas, armários e equipamento de refrigeração.

NECESSIDADE DE PRÁTICAS DE ARMAZENAMENTO DE MEDICAMENTOS

A estabilidade, a segurança e a eficácia dos medicamentos dependem de procedimentos de armazenamento corretos. Ao evitar a contaminação, a deterioração e o abuso não intencional, o armazenamento correto garante que os medicamentos continuam a funcionar como previsto. Abaixo estão as principais necessidades para o desenvolvimento de um armazenamento farmacêutico adequado;

TIPOS DE CONDIÇÕES DE ARMAZENAGEM

Os requisitos de armazenamento dos vários medicamentos são diferentes. Para evitar sacrificar a sua qualidade, é essencial compreender estes requisitos:

- **A temperatura ambiente média situa-se entre 15°C e 25°C** (59°F e 77°F). Típico para vários medicamentos líquidos, comprimidos e cápsulas; Evitar as oscilações de temperatura provocadas pela proximidade de aquecedores, luz solar intensa ou espaços mal ventilados.
- **Armazenamento refrigerado a frio, normalmente entre 2°C e 8°C** (36°F e 46°F). As vacinas, a insulina, os medicamentos biológicos e alguns antibióticos necessitam de refrigeração. Salvo indicação em contrário, evite congelar os medicamentos que precisam de ser refrigerados, uma vez que isso pode danificar as proteínas ou os componentes activos.
- **O congelamento de medicamentos**, incluindo algumas vacinas contra vírus, pode necessitar de ser mantido a temperaturas inferiores a 0°C. A monitorização da temperatura e os frigoríficos médicos especializados são cruciais.

DEFESA CONTRA A HUMIDADE E A LUZ

- **Humidade:** A humidade relativa deve ser normalmente inferior a 60% devido à suscetibilidade à humidade; os medicamentos, tais como comprimidos ou pós efervescentes, devem ser mantidos em recipientes selados.
- **Proteção contra a luz:** Certos medicamentos, como o ácido ascórbico e a nitroglicerina, são fotossensíveis e decompõem-se na presença de luz. Conservar em recipientes resistentes à luz ou em frascos de cor âmbar.

NECESSIDADES ESPECÍFICAS DE ARMAZENAGEM

- **Substâncias controladas**: Para evitar roubos ou abusos, guarde-as em armários ou cofres seguros com acesso limitado. Mantenha registos de inventário para controlar a utilização e a distribuição.
- **Medicamentos perigosos:** Para evitar a contaminação cruzada, os medicamentos citotóxicos (utilizados na quimioterapia) e outros produtos farmacêuticos perigosos devem ser armazenados separadamente e rotulados. Se necessário, armazenar os gases nocivos em áreas ventiladas.
- **Medicamentos de emergência:** Armazenar os medicamentos importantes (como a naloxona e a epinefrina) em locais de fácil acesso e visivelmente assinalados. Certifique-se de que são examinados regularmente para verificar o prazo de validade e a potência.
- **Medicamentos específicos para cada doente**: Os contentores etiquetados para os doentes ajudam a garantir a distribuição correta dos medicamentos nas instalações médicas. Verificar a rotulagem com base nos registos dos doentes.

PROTOCOLOS DE ARMAZENAMENTO

- **Monitorização consistente**: Para os medicamentos que são sensíveis à temperatura, utilize monitores digitais ou termómetros calibrados. Os membros do pessoal podem ser informados através de sistemas automáticos equipados com alertas se as temperaturas se desviarem do intervalo necessário.

- **Gestão das despesas:** Efetuar mensalmente um controlo do inventário. Eliminar o mais rapidamente possível as receitas médicas que estão quase a expirar ou que expiraram. Cumprir as recomendações para a eliminação segura dos medicamentos fora de prazo, como a sua devolução ao fabricante ou a sua queima.

- **Separação**: Manter separados os produtos de uso externo (cremes, pomadas) e os medicamentos de uso interno (comprimidos, cápsulas). Para minimizar os erros, mantenha os medicamentos com som ou aspeto idêntico separados uns dos outros.

PROCEDIMENTOS DE SEGURANÇA

- **Proteção das crianças em casa**: Guarde todos os medicamentos sujeitos a receita médica em armários altos e fechados à chave, fora do alcance das crianças. Cobrir os recipientes com fechos de segurança para crianças.

- **Rotulagem explícita:** Sublinhe detalhes importantes como "Agitar bem", "Conservar no frigorífico" ou "Manter afastado do calor". A menos que a reembalagem seja um procedimento controlado, não retire os medicamentos da sua embalagem original.

- **Evitar acidentes** rotulando corretamente os materiais perigosos com avisos bem visíveis. Para evitar o consumo não intencional, manter as drogas longe dos alimentos e das bebidas.

MANUTENÇÃO DE REGISTOS E DOCUMENTAÇÃO

Uma documentação adequada promove o controlo de qualidade, a responsabilidade e a conformidade:

- **Registos de temperatura**: Mantenha registos diários das temperaturas nos espaços de armazenamento, congeladores e frigoríficos.
- **Registos de inventário**: Para evitar rupturas de stock ou excesso de stock, mantenha um registo de todos os medicamentos que são recebidos, dispensados e eliminados.
- **Relatórios de incidentes**: Mantenha um registo de quaisquer violações das condições de armazenamento, como falhas de equipamento ou cortes de energia.

FORMAÇÃO DO PESSOAL

- Educar os membros do pessoal sobre o manuseamento de medicamentos sensíveis, métodos de armazenamento adequados e obrigações legais.
- Sublinhe a importância de tratar imediatamente as violações das condições de armazenagem.

CUMPRIMENTO DAS NORMAS

A qualidade e a conformidade legal são garantidas quando os critérios estabelecidos são respeitados:

- **Diretrizes da OMS**: Sublinhar a importância crucial das Boas Práticas de Armazenamento (BPAS) para manter a qualidade dos medicamentos.
- **USP-NF** (United States Pharmacopoeia-National Formulary): Oferece conselhos abrangentes sobre como armazenar medicamentos, incluindo recomendações para embalagem e temperatura.
- **Órgãos reguladores locais**: Cumprir a legislação relativa a materiais perigosos, substâncias restritas e eliminação.

FACTORES AMBIENTAIS

- **Equipamento com baixo consumo de energia:** Para regular as temperaturas de forma sustentável, utilize aparelhos de ar condicionado e congeladores energeticamente eficientes.

- **Eliminação adequada:** Não deite os medicamentos no lixo comum nem os deite pelo cano abaixo. Utilize programas de devolução de medicamentos ou elimine os medicamentos de uma forma ecologicamente responsável.

DICAS DE ARRUMAÇÃO PARA A CASA

- **Para os doentes**: Mantenha os medicamentos fora das casas de banho com elevada humidade e em locais frescos e secos. Verifique regularmente as datas de validade e deite fora quaisquer medicamentos não utilizados de forma adequada.

CONSEQUÊNCIAS DOS PROCEDIMENTOS DE ARMAZENAMENTO DE MEDICAMENTOS

Uma componente essencial da gestão dos cuidados de saúde é o armazenamento adequado dos medicamentos. Para manter a sua eficácia, segurança e estabilidade, os medicamentos, quer sejam utilizados em casa, em farmácias ou em hospitais, devem ser mantidos de acordo com determinadas diretrizes. As organizações reguladoras, como a Farmacopeia dos Estados Unidos (USP), a Organização Mundial de Saúde (OMS) e as autoridades municipais definem cuidadosamente estas definições, que incluem a temperatura, a humidade, a exposição à luz e as precauções de segurança. Por outro lado, o armazenamento incorreto pode ter repercussões graves, como a diminuição dos resultados do tratamento, o aumento das despesas médicas e as consequências legais. Por outro lado, o cumprimento de procedimentos de armazenamento adequados pode melhorar a segurança dos doentes, reduzir o desperdício e otimizar o potencial terapêutico dos produtos farmacêuticos. Este equilíbrio realça a importância de compreender as vantagens e desvantagens do armazenamento de medicamentos.

CONSEQUÊNCIAS POSITIVAS

- **Preservação da potência dos medicamentos:** Garante que os medicamentos continuam a ser terapeuticamente eficazes durante o seu prazo de validade.
- **Segurança dos doentes:** Evita as consequências negativas de medicamentos contaminados ou deteriorados.
- **Conformidade com as diretrizes:** Cumprir os requisitos legais, evitando coimas e preservando a licença.
- **Prazo de validade alargado:** Preserva a qualidade dos medicamentos,

reduzindo o desperdício precoce.

- **Relação custo-eficácia:** Reduz as perdas monetárias causadas por medicamentos estragados ou fora de prazo.
- **Proteção do ambiente:** Diminui a poluição no ambiente através da redução da frequência de eliminação.
- **Melhores resultados nos cuidados de saúde:** As taxas de recuperação aumentam quando os doentes recebem um tratamento eficaz.
- **Prontidão para emergências:** Em caso de emergência, os medicamentos podem ser utilizados de imediato.
- **Melhoria da gestão do inventário:** A organização e o controlo eficazes do stock são possíveis graças a um armazenamento adequado.
- **Prevenção de erros de medicação:** A rotulagem e a segregação adequadas reduzem a possibilidade de dar a medicação incorrecta.
- **Segurança no manuseamento:** Reduz os perigos de drogas perigosas.
- **Proteção contra a contaminação:** Evita que os medicamentos sejam contaminados por microorganismos ou produtos químicos.
- **Armazenamento seguro:** Reduz a possibilidade de roubo ou abuso, especialmente quando se trata de medicamentos restritos.
- **Reputação e confiança:** Aumenta a confiança do público e dos doentes nos profissionais de saúde.
- **Ajuda na monitorização e na investigação:** preserva a integridade do medicamento para a investigação e os ensaios clínicos.

CONSEQUÊNCIAS NEGATIVAS

- **Diminuição da eficácia:** Os medicamentos tornam-se menos eficazes, o que dificulta a cura das doenças
- **Criação de subprodutos tóxicos:** Podem ser criados materiais perigosos

quando os produtos químicos se decompõem

- **Riscos para a saúde:** Os riscos para a saúde do doente incluem a possibilidade de efeitos secundários negativos ou de fracasso do tratamento.
- **Perdas financeiras:** As despesas de substituição aumentam com a deterioração frequente ou expiração.
- **Aumento dos resíduos:** Os medicamentos estragados aumentam o desperdício de recursos e a contaminação ambiental.
- **Violações de regulamentos:** O não cumprimento pode resultar em penalizações, acções legais ou revogação da licença.
- **Erros de medicação:** A medicação incorrecta pode ser entregue devido a uma falta de organização ou de rotulagem.
- **Danos ambientais:** As fontes de água e os ecossistemas são prejudicados quando os medicamentos contaminados são eliminados de forma incorrecta.
- **Perda de confiança do público:** Os problemas de medicação podem fazer com que os doentes percam a confiança nos profissionais de saúde.
- **Roubo e utilização incorrecta:** Os medicamentos que não estejam adequadamente guardados podem ser retirados ou utilizados de forma incorrecta.
- **Efeito na preparação para emergências**: Os tratamentos críticos podem ser atrasados devido à ineficácia dos medicamentos de emergência.
- **Interrupção do protocolo de tratamento:** Os atrasos no tratamento podem resultar de medicamentos comprometidos.
- **Custos adicionais de formação:** A reciclagem de funcionários é frequentemente necessária para resolver falhas no armazenamento, o que aumenta as despesas.

- **Risco para os profissionais de saúde:** A gestão de produtos farmacêuticos contaminados ou deteriorados pode colocar os trabalhadores em risco.
- **Responsabilidade legal:** Se os doentes forem prejudicados por um armazenamento inadequado, os fornecedores podem ser processados.

ESTUDO TRANSVERSAL

AIM

Práticas de automedicação e armazenamento de medicamentos entre os estudantes de farmácia em Banasthali Vidyapith, Rajasthan.

OBJECTO E MÉTODO

O estudo foi realizado num programa representativo de 300 estudantes [licenciatura (B.PHARM) e pós-graduação (M.PHARM)] em Banasthali Vidyapith, Rajasthan. Foi considerado, preenchido e avaliado um questionário validado, semi-estruturado e auto-administrado, composto por 21 perguntas abertas e fechadas, abrangendo os vários domínios que englobam a sensibilização, a atitude em relação ao armazenamento de medicamentos e as práticas de automedicação. No total, foram inscritos 300 indivíduos que satisfaziam os critérios de inclusão e exclusão. As diretrizes STROBE para o estudo transversal foram consideradas para o mesmo.

CRITÉRIOS DE INCLUSÃO

- Os sujeitos do estudo eram estudantes de Farmácia, Banasthali Vidyapith, Rajasthan.
- Participação voluntária.
- Os estudantes forneceram consentimento informado oral e escrito.

CRITÉRIOS DE EXCLUSÃO

- Os sujeitos do estudo não se ofereceram como voluntários.

- Os sujeitos do estudo não deram o seu consentimento oral.

CONCEPÇÃO DO ESTUDO

Foi realizado um estudo observacional (transversal) para analisar e avaliar o conhecimento e a atitude dos estudantes de farmácia.

QUESTIONÁRIO SOBRE PRÁTICAS DE AUTO-MEDICAÇÃO E ARMAZENAMENTO DE MEDICAMENTOS

DEPARTAMENTO DE FARMÁCIA, BANASTHALI VIDYAPITH, RAJASTHAN

NOME:IDADE: SEXO: DATA:

PROGRAMA: EDUCAÇÃO: UG-(I/II/III/IV)/PG/PH.D.

Autorizo a utilização das informações fornecidas para efeitos de estudo. (Assinatura)

Nota: Assinale as práticas **mais adequadas** seguidas/opções corretas para as perguntas abaixo:

1. O seu estado de saúde atual?

o Excelente o Fraco o Bom o Muito Fraco

2. Está a tomar algum medicamento específico?

o Sim (Especificar) o Não

3. Com que frequência pratica a auto-medicação?

o Sempre o Nunca o De vez em quando

4. Razões para a automedicação?

o Para poupar tempo o Para poupar dinheiro o Doença prévia / prescrição e experiência anteriores o Em caso de emergência / sem hospital por perto o Privacidade o Necessidade de alívio rápido o Conhecimentos sobre medicamentos e doenças o Problema de saúde não grave o Prescrições ineficazes

5. Fonte de conhecimento sobre a utilização de medicamentos?

o Amigos e colegas o Internet, jornais e anúncios

o Farmacêutico e médico o Prescrição anterior o Conhecimento pessoal

6. Tipo mais comum de formulação frequentemente utilizada para automedicação?

o Comprimidos o Líquidos o Cápsulas o Outros (especificar)

7. O que é que sabe sobre o medicamento que pediu?

o Nome do medicamento o Dose o Frequência o Armazenamento do medicamento o Indicação/Utilização o Modo de utilização o Duração o Não tomo

8. Tipo de medicamento mais frequentemente auto-administrado?

o Analgésicos/analgésicos o Antiácidos o Produtos para a pele o Antieméticos o Preparações para a tosse, a constipação e a gripe o Gotas nasais/ouvidos/olhos o Antibióticos o Vitaminas o Antipiréticos o Antialérgicos o Medicamentos para a diarreia e a obstipação o Outros (especificar)

9. Já alguma vez se tratou a si próprio com antibióticos?

o Sim o Não

10. Sintomas observados antes de tomar a automedicação?

o Dor de cabeça o Tosse e constipação comum o Febre o Problemas de pele o Infeção o Insónia o Dispepsia/azia o Alergia o Dor no corpo o Diarreia e obstipação o Outros (especificar) o Não tomo

11. Onde obteve os medicamentos/droga?

o Farmácia o Parente/amigo o Mercado de rua o Loja de ervas

12. Alguma vez teve alergias depois de tomar uma auto-medicação?

o Sim (Especificar) o Não

13. Tem conhecimento das condições específicas de armazenamento de medicamentos e sente-se confiante quanto aos seus conhecimentos? o Sim o Não

14. Sabe onde encontrar informações sobre a conservação de medicamentos específicos?

o Sim o Não

15. Quando viaja, utiliza alguma embalagem especial para os medicamentos?

o Sim o Não

16. Com que frequência verifica o prazo de validade dos medicamentos armazenados?

o Oportunamente o Nunca o Antes da administração

17. Quais são os factores responsáveis pelo armazenamento adequado dos medicamentos?

o Temperatura o Exposição à luz o Humidade o Todas as anteriores

18. O que fazer se a cor ou o aspeto do medicamento tiver mudado?

o Continuar a utilizar o medicamento o Deitá-lo fora o Guardá-lo em casa mas interromper a sua utilização o Voltar à farmácia

19. Onde guarda os medicamentos? o Caixa de primeiros socorros o Frigorífico o Numa prateleira o Numa gaveta/armário

20. Já teve algum efeito secundário devido a armazenamento incorreto do medicamento?

o Sim o Não

21. Faz corresponder as seguintes temperaturas adequadas às condições de

armazenamento exigidas?

o Frigorífico o Frio o Frio o Temperatura ambiente

8°C a 15°C 15°C a 25°C Inferior a 8°C 2°C a 8°C

CALENDÁRIO E PLANO DE ESTUDOS

Os potenciais sujeitos do estudo foram cuidadosamente informados sobre a importância e o objetivo do estudo de investigação. Após a obtenção do consentimento verbal informado , os participantes receberam questionários semi-estruturados e tempo suficiente para os preencherem. Os sujeitos do estudo foram informados de que os dados recolhidos seriam mantidos anónimos e desidentificados. O questionário foi partilhado com os programas de licenciatura (B Pharm) e de pós-graduação (M Pharm) do Departamento de Farmácia de Banasthali Vidyapith, Rajasthan. A duração do estudo foi de dois meses, de 15 de julho de 2024 a 20 de agosto de 2024, e cada sujeito do estudo demorou 15 minutos a preencher o questionário. Os inquéritos preenchidos foram recolhidos para interpretação e análise dos dados, e os resultados foram apresentados sob a forma de um diagrama de barras e de uma percentagem.

RESULTADO

Foi devolvido um total de 300 questionários preenchidos e válidos, com uma taxa de resposta de 100%. Todos os 300 indivíduos que satisfaziam os critérios de inclusão e exclusão do estudo foram selecionados para a análise dos dados

Gráfico 1: Conhecimento do assunto e práticas de automedicação.

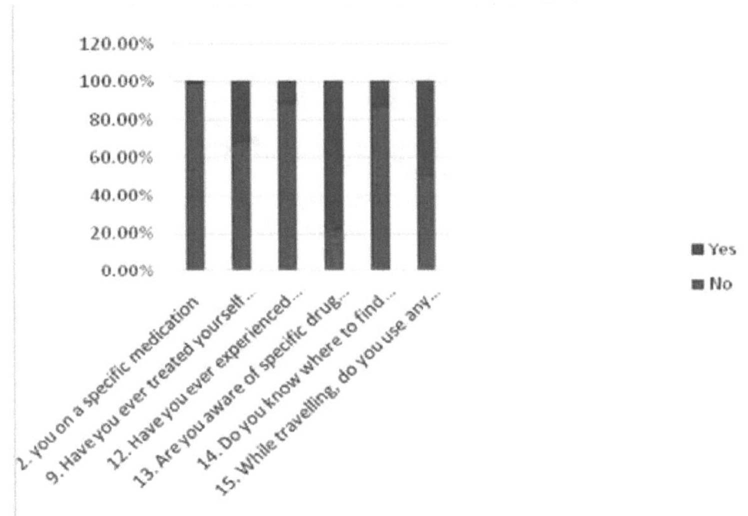

Gráfico 2: Observações sobre o historial de medicação dos indivíduos

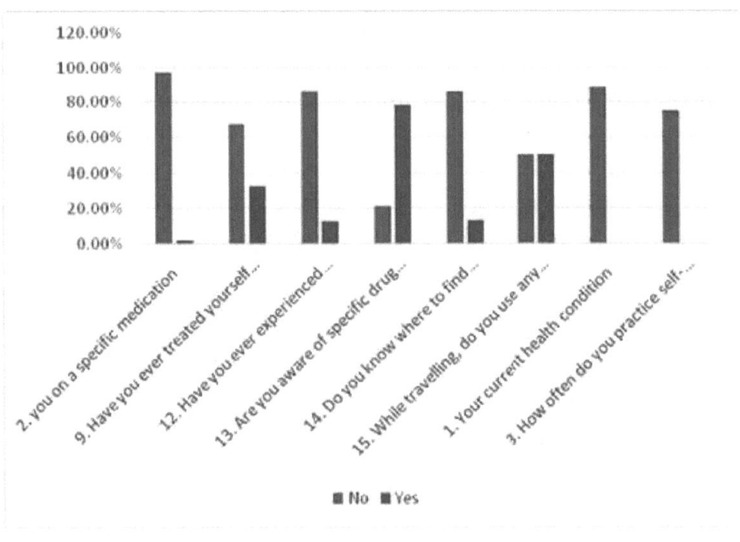

Gráfico 3: Medicamentos mais consumidos por automedicação

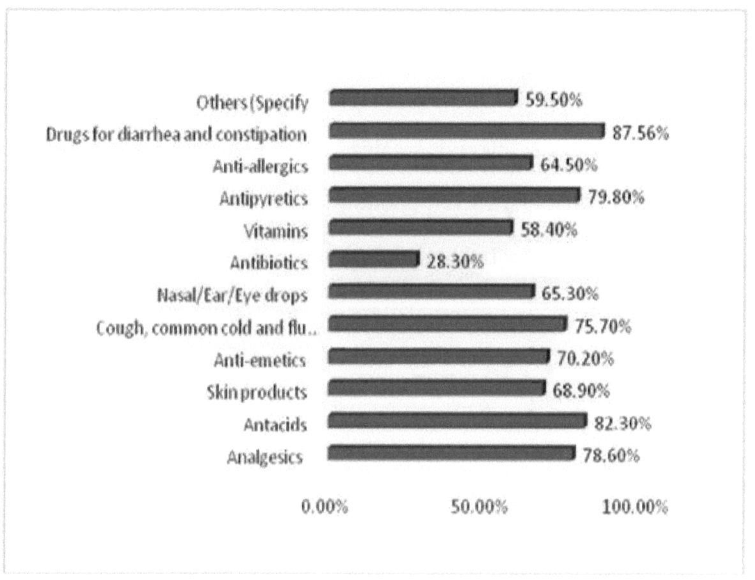

Gráfico 4: Motivos da automedicação.

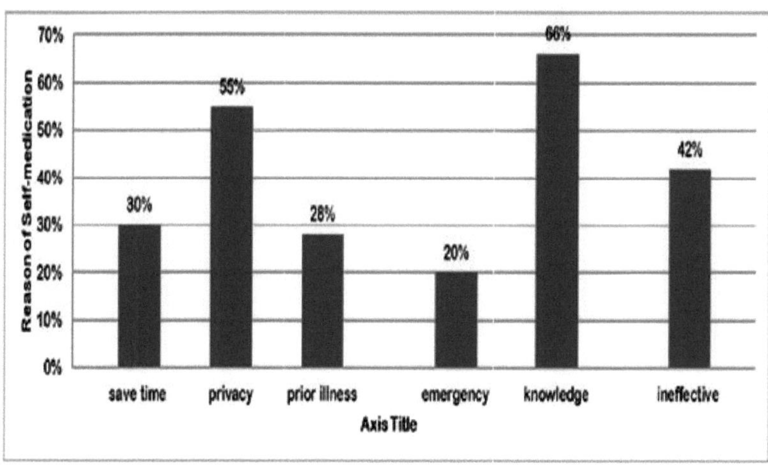

CONCLUSÃO

Os conhecimentos, atitudes e práticas dos estudantes de farmácia em matéria de automedicação e armazenamento de medicamentos parecem ser bons e significativamente elevados. Além disso, os estudantes de farmácia, que são futuros farmacêuticos, podem defender, motivar e transmitir conhecimentos úteis aos seus pacientes e ao público em geral para práticas responsáveis de automedicação e armazenamento de medicamentos.

REFERÊNCIAS

1. Organização Mundial de Saúde. Diretrizes para a avaliação regulamentar de medicamentos para utilização em automedicação. WHO/EDM/QSM/ 00.1, 2000.
2. Pandya RN, Jhaveri KS, Vyas FI, Patel VJ. Prevalence, pattern and perceptions of self-medication in medical students (Prevalência, padrão e percepções da automedicação em estudantes de medicina). Int J Basic Clin Pharmacol. 2017;2(3):275-80.
3. Alshahrani SM, Alavudeen SS, Alakhali KM, Al-Woraf YM, Bahamdan AK, Vigneshwaran E. Self-medication among king khalid university students, Saudi Arabia. Risk Manage Healthc Policy. 2019;12:243.
4. Jagadeesh K, Chidananda K, Revankar SP, Prasad NS. Study on selfmedication among 2nd year medical students. Int J Basic Clin Pharmacol. 2015;4(1):164-7.
5. Seam M, Reza O, Bhatta R, et al. Avaliação das percepções e da prática da automedicação entre os estudantes universitários de farmácia do Bangladesh estudantes de farmácia do Bangladesh. Pharmacy. 2018;6(1):6. https://doi.org/10.3390/pharmacy6010006.
6. Alsous M, Elayeh E, Jalil MA, Alhawmdeh E. Avaliação da prática de automedicação entre estudantes de farmácia na Jordânia. Jordan J Pharm Sci. 2018;11:1.
7. Ramadan M, Eltaweel A, El Nakhal T, et al. Self-medication among undergraduate medical students of alexandria faculty of medicine: where do we stand? Int J Med Students. 2018;6(2):52-5. https://doi.

org/10.5195/ijms.2018.41.

8. Gelayee DA. Padrão de auto-medicação entre estudantes da Universidade de Ciências Sociais no Noroeste da Etiópia. J Pharm. 2017;2017:8680714.

9. Abay SM, Amelo W. Assessment of self-medication practices among medical, pharmacy, health science students in Gondar University, Ethiopia (Avaliação das práticas de automedicação entre estudantes de medicina, farmácia e ciências da saúde na Universidade de Gondar, Etiópia). J Young Pharm. 2010;2(3):306-10.

10. Saeed MS, Alkhoshaiban AS, Al-Woraf A, Mohammed Y, Long CM. Perceção da automedicação entre estudantes universitários na Arábia Saudita. Arch Pharm Pract. 2014;5(4):243.

11. Aljaouni ME, Hafez AA, Alalawi HH, Alahmadi GA, AlKhawaja I. Prática de automedicação entre estudantes de medicina e não médicos na Universidade de Taibah, Madinah, Arábia Saudita. Int J Acad Sci Res. 2015;3(4):54-65.

12. Albusalih FA, Naqvi AA, Ahmad R, Ahmad N. Prevalência de automedicação entre os estudantes das faculdades de farmácia e medicina de uma universidade do sector público na cidade de Dammam, Arábia Saudita. Pharmacy. 2017;5(3):51.

13. Adnan M, Karim S, Khan S, Sabir A, Al-Banagi AR, Jamal QM, et al. Clin Pharmacol Biopharm. 2015;4:1.

14. Stosic R, Dunagan F, Palmer H, Fowler T, Adams I. Responsible selfmedication: perceived risks and benefits of over-the-counter analgesic use. Int J Pharm Pract. 2011 Aug;19(4):236-45. PMID:21733011

15. Hughes CM, McElnay JC, Fleming GF. Benefits and risks of self medication (Benefícios e riscos da automedicação). Drug Saf.

2001;24(14):1027-37. PMID:11735659

16. Hayran O, Karavus M, Aksayan S. Help-seeking behavior and selfmedication of a population in an urban area in Turkey: cross sectional study. Croat Med J. 2000 Sep;41(3):327-32. PMID:10962055

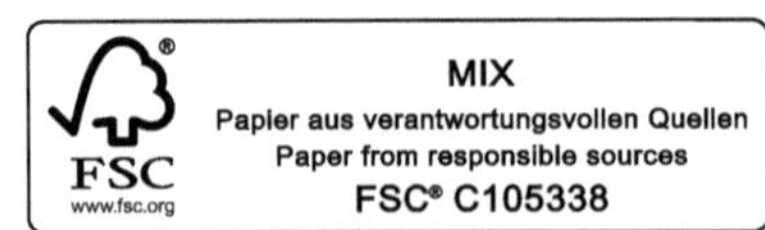

Printed by Books on Demand GmbH, Norderstedt / Germany